LA THÉRAPEUTIQUE

DISCOURS

PRONONCÉ

A la rentrée solennelle des Facultés des Sciences et des Lettres

LE 9 NOVEMBRE 1895

PAR

M. le Dr FOURIAUX

Professeur de Pathologie interne à l'Ecole de Médecine

———— • ❧⟨❧ • ————

CLERMONT-FERRAND

TYPOGRAPHIE ET LITHOGRAPHIE G. MONT-LOUIS

Rue Barbançon, 2

1895

LA THÉRAPEUTIQUE

~~~~~~~

DISCOURS

PRONONCÉ

A la rentrée solennelle des Facultés des Sciences et des Lettres

LE 9 NOVEMBRE 1895

PAR

M. le Dr FOURIAUX

Professeur de Pathologie interne à l'Ecole de Médecine

———— •|»◦•◦»|• ————

CLERMONT-FERRAND

TYPOGRAPHIE ET LITHOGRAPHIE G. MONT-LOUIS

Rue Barbançon, 2

1895

DISCOURS DE M. FOURIAUX

Professeur à l'École de médecine.

———

Monsieur le Recteur,
Mesdames,
Messieurs,

Dans l'exposé que je vais avoir l'honneur de vous pré-
senter, qui a trait à la thérapeutique, je n'ai pas la prétention de vous faire part de nouvelles découvertes dans
cette partie de la médecine, je me suis donné pour mission
seulement de vulgariser dans une certaine mesure celles
qui ont été acquises dans ces derniers temps, et d'apprécier
en quoi elles ont fait progresser nos connaissances pour la
plus grande utilité des êtres souffrants.

La thérapeutique c'est, d'après l'étymologie de ce mot,
l'étude de la guérison des maladies; on devrait plutôt
dire traitement car nous ne guérissons pas toujours, soit
par méconnaissance du mal, soit que le mal soit de sa
nature inguérissable : souvent même un mal guérit sans
notre aide, quelquefois malgré nous par les seules forces
de la nature, comme on l'a dit, ou plutôt par le fait de
transformations heureuses que subissent dans notre organisme tels ou tels agents nuisibles.

Quoi qu'il en soit, l'usage a prévalu et le mot thérapeutique est synonyme du mot traitement.

La thérapeutique c'est le but prédominant que cherche
à atteindre le médecin, c'est sa tâche principale et la guérison doit être le couronnement de son œuvre et le prix
de ses soins; or, il ne peut y arriver que par une observation attentive du malade, par des recherches minutieuses
où il devra mettre à contribution les connaissances qu'il a
acquises au préalable en anatomie, en physiologie comme
en physique et en chimie; grâce à une investigation pa-
tiente il saura à quel mal il a affaire, et le sachant dans
nombre de cas, quoique pas toujours, il aura forgé des
armées bien trempées pour le combattre.

En perspective d'une bonne thérapeutique, la première
partie du problème à résoudre, c'est d'établir le diagnostic
de la maladie; hors de là, il n'y a qu'incertitude et décep-
tion. Que dirait-on d'un architecte qui voudrait ériger un
édifice, et qui préalablement ne se serait pas rendu compte
de la nature du sol sur lequel il devrait le fonder; sans
diagnostic on ne peut faire que la médecine du symptôme,
laquelle n'agit alors forcément que sur des effets; il faut
bien dire toutefois que souvent c'est la seule possible, car
malgré les procédés les plus scientifiques, les mieux con-
duits et les plus modernes, la cause intime de la maladie
nous échappe, et même en la connaissant le moyen de la
supprimer est ignoré ou inapplicable; quelquefois aussi
l'empirisme seul ou la tradition, ou l'expérience du passé
ont fourni des ressources précieuses : c'est de la sorte
qu'avant de savoir que les diverses affections occasionnées
par le miasme paludéen étaient dues à la présence dans le
sang ou dans certains organes d'un agent spécial décou-
vert par le docteur Laveran, on les guérissait par le quin-
quina et par les sels de quinine; dans le mal dit de Naples,
le micro-organisme qui détermine tant d'accidents fâcheux
est encore peu connu, mais il y a nombre d'années on
traitait victorieusement le mal et ses suites nombreuses

par un spécifique dont la merveilleuse utilité se maintient à travers les siècles.

Ces deux exemples cependant ne détruisent pas la proposition fondamentale suivante : pour bien traiter une maladie, pour avoir plus de chances de la faire disparaître il faut bien la connaître ; or, il est souvent malaisé d'obtenir ce résultat désirable dont la guérison est la récompense.

De toute nécessité, en présence d'un être humain aux prises avec la souffrance, le devoir du médecin est de passer en revue les divers organes et les divers appareils de son malade, de se rendre compte de la perturbation que le mal a apportée dans leurs fonctions, car un trouble fonctionnel correspond toujours à une lésion de tissus ou d'organes, lésion durable ou passagère, mais lésion.

J'ai dit qu'il faut interroger tous les organes du malade à traiter; il y a peu de maladies véritablement locales surtout parmi celles que l'usage place plus spécialement dans les affections médicales et même, nombre de maladies infectieuses suscitent des phénomènes généraux avant toute manifestation locale, laquelle ne peut être assez souvent qu'un épiphénomène peu important, quelquefois presque négligeable; la variole, avant toute éruption cutanée, se traduira par de la fièvre, de l'accablement, de la souffrance, la lésion des téguments ne viendra qu'après, peut-être sera-t-elle constituée par quelques pustules discrètes avec lesquelles pourront coexister des symptômes graves et même mortels.

Permettez-moi d'autres exemples de ce que j'ai avancé.

Un malade se plaint d'éprouver une douleur dans un côté de la poitrine ; de ce chef sa respiration est entravée, il peut avoir de la fièvre. Pour l'entourage ce malade a un point de côté, mais vous médecin, croyez-vous que sans plus ample informé vous deviez conseiller tel ou tel remède ? non, car vous ignorez encore le pourquoi de son mal, mais vous procédez à son endroit à un examen plus complet, et vous reconnaissez après avoir ausculté et percuté la poitrine que votre malade est au début soit d'une pneumonie, soit d'une pleurésie; sans cette recherche vous auriez pu poser le diagnostic erroné de névralgie intercostale et le traitement n'aurait plus été approprié.

Dans le cours du mal de Naples apparaissent assez souvent des douleurs au niveau des os superficiels; ces douleurs s'exaspèrent la nuit; essayez de les traiter par les calmants ordinaires vous échouerez absolument, et vous n'en triompherez, après vous être identifié avec leur nature réelle, que par le spécifique de la maladie.

Dans notre région, et spécialement dans notre ville, sont communes les névralgies, surtout celles du nerf trifacial. Pour les traiter fructueusement, il faut remonter à leur origine : telle sera une manifestation du miasme paludique et ne sera guérie que par les préparations quiniques; telle autre sera dépendante de cette anémie particulière nommée chlorose, elle s'amoindrira par le fer et par une bonne hygiène.

Dans les deux cas, il a fallu dépister l'ennemi : un diagnostic rigoureux a dû s'imposer.

Autre exemple peut-être plus frappant : Dans les pays paludiques les malades ne sont pas atteints de la même façon, plusieurs présentent des accès fébriles périodiques : chez quelques-uns l'intoxication se traduit autrement; un sujet est pris d'un frisson, de point de côté et de toux avec fièvre : à l'auscultation vous n'avez pas de peine à reconnaitre l'existence sur un poumon d'un foyer de congestion; demain ce sera l'inflammation, la pneumonie sera établie. Sans plus tarder vous usez de révulsifs cutanés auxquels vous associez les expectorants pour exonérer les bronches des mucosités visqueuses qui les encombrent à l'occasion de l'inflammation pulmonaire; qu'arrive-t-il? le même jour vous êtes agréablement surpris en trouvant votre malade incomparablement mieux : après une sueur copieuse est survenue une détente, la fièvre a baissé, votre noyau

inflammatoire s'est décongestionné, la respiration s'est
allégée : êtes-vous donc maître de la situation? non: le
lendemain l'illusion se dissipe, un nouvel accès est sur-
venu, et se sont accentués du même coup les phénomènes
inflammatoires vers le poumon ; à ce moment il y a péril
en la demeure, c'est le cas de changer bien vite vos batte-
ries : administrez la quinine mieux éclairé que vous êtes,
et la scène changera ; un troisième accès surviendra mais
déjà amoindri, le quatrième sera insignifiant et le cin-
quième jour vous pourrez chanter victoire; votre dernier
traitement aura à la fois fait justice du poison spécifique
et par surcroît de sa complication inflammatoire.

De ce qui précède on peut conclure que, pour arriver en
médecine à une connaissance exacte du mal, il faut obser-
ver ou donner comme l'a écrit Condillac, une attention
particulière à chaque chose, et comparer avec soin les
faits et les circonstances; l'observation doit se faire minu-
tieusement, les détails mènent au fond des choses, a écrit
aussi le professeur Gerdy.

On a parlé aussi du tact dit médical ; ce serait une qualité maîtresse que possèdent, dit-on, certains médecins
privilégiés, alors que d'autres ne s'en doutent pas; c'est
grâce à ce tact que dans les cas les plus obscurs les uns
voient alors que la plupart restent aveugles ; il y a lieu d'en
rabattre ; le vrai praticien et le plus habile ne sera pas le
mieux inspiré, ce sera celui qui prendra le plus de peine à
examiner son malade et à analyser le mieux les symptômes
de son mal; c'est par là qu'il fera un diagnostic raisonné
et non un escamotage. Il n'y a pas lieu de croire au tact
médical.

Est-il besoin de dire qu'au lit du malade pour faire un
diagnostic indiscutable, le médecin doit suffisamment connaître les diverses régions, les divers organes et les divers
tissus dont se compose le corps humain; il le saura par
l'anatomie, de même qu'il ne devra pas ignorer les fonctions de ces éléments ; l'étude de la physiologie l'aura

éclairé. Muni de ces précieux auxiliaires, le médecin ne sera pas d'emblée un praticien achevé; pour y arriver il faudra qu'il voie d'autres malades, beaucoup d'autres : on ne devient bon forgeron qu'en forgeant; de même le médecin acquiert par l'usage l'expérience qui succède au tâtonnement et à l'hésitation bien légitimes du début. Les procédés plus minutieux et les méthodes mieux conçues de la science moderne auxquels obligation est de se soumettre auront aplani et aplaniront encore bien des difficultés.

Ce que je viens d'énoncer est surtout vrai pour les maladies générales et les maladies infectieuses qui dominent toute la pathologie et qui dans le temps où nous sommes ont le privilège de susciter les recherches du médecin; il en est résulté une connaissance plus approfondie de leur nature et partant plus de certitude pour les traiter.

Ces maladies dites infectieuses, spécifiques, parasitaires ou zymotriques, selon l'idée qu'on s'en fait, sont déterminées par la pénétration dans l'organisme humain de germes particuliers ou de corps de très petit volume, micro-organismes plus ou moins malfaisants, qu'on a dénommés microbes, bactéries : leur nocuité ou leur bénignité dépend des microbes eux-mêmes ou de l'état du terrain qu'ils envahissent ; quant aux germes, considérés aujourd'hui comme des êtres vivants, ils sont soumis à diverses conditions; en général quelle que soit leur quantité ils produisent l'infection avec ses dangers possibles, quelquefois pourtant leur dose doit être suffisante pour amener des effets appréciables, l'expérimentation l'a prouvé.

D'autres conditions à signaler, la qualité par exemple : telle substance microbienne sera tolérée par nos tissus qui vivront pour ainsi dire en bonne intelligence avec elle, peut-être parce qu'ils sont les plus forts, mais à un moment donné surgira la virulence du germe et l'économie du sujet en souffrira; ce sera alors le terrain qui aura été modifié surtout par le fait d'une cause agissant sur le systême nerveux, d'où il résultera une modification qui permettra à l'agent qui n'a pas été combattu de devenir pathogène, c'est-à-dire nocif.

Si on considère plus spécialement le terrain qui doit subir les atteintes du microbe, il faut noter maintes conditions capables de jouer un rôle surtout au point de vue du pronostic.

Signalons-en seulement quelques-unes : d'abord la porte d'entrée : si la muqueuse des voies digestives est intacte sans aucune éraillure, l'agent à son niveau trouvera une barrière infranchissable qui l'empêchera de pénétrer ; la muqueuse des voies respiratoires pourra résister aussi si elle est dans le même état que la précédente. Quant à la peau, son intégrité réalisera les mêmes empêchements. Il est inutile d'ajouter que dans les cas contraires les agents infectieux ne seront pas arrêtés et envahiront l'organisme.

Vous connaissez surabondamment d'autres conditions mauvaises qui dans les maladies infectieuses diminuent la résistance de l'organisme et rendent sa lutte moins efficace, ce sont : le froid, la chaleur à partir de 39 ou 40°, l'électricité, la lumière, l'humidité, la sécheresse, les perturbations atmosphériques, la faim, les fatigues, les excès, certaines diathèses, certaines intoxications par l'alcool, le plomb, enfin l'âge, le sexe, la race.

Ces conditions si variées aptes à donner aux maladies infectieuses un caractère particulier sont loin de les engendrer ; elles ne créent pas le germe ; l'encombrement pas plus que le surmenage ne fait naître le typhus mais ils peuvent le propager et accroître sa virulence.

Et à présent si un ou plusieurs agents, car souvent ils s'associent, ont pénétré dans l'organisme, d'où il pourra résulter une maladie infectieuse que deviendra-t-il ou que deviendront-ils ?

Avant de l'indiquer, permettez-moi, aussi brièvement que possible de tracer les caractères principaux des maladies infectieuses.

Le premier c'est la multiplication sans limite de l'agent qui a produit l'infection, multiplication arrêtée seulement quand l'agent rencontre des organismes réfractaires ; le second c'est la spécificité de l'agent infectieux.

Troisième caractère : pour qu'une maladie se développe après pénétration de l'agent infectieux, il faut aptitude de la part de l'organisme à subir ses effets, il faut qu'il soit en état de réceptivité, autrement il jouirait de l'immunité, il serait réfractaire.

L'incubation est un des caractères les plus curieux des maladies infectieuses, c'est le temps qui s'écoule entre l'introduction et l'apparition des premiers symptômes; c'est une phase de latence.

Il y a à considérer un autre caractère des maladies infectieuses, c'est leur évolution ; c'est leur mise en scène très variable. Les unes sont fébriles, les autres apyrétiques. La plupart sont généralisées, quelques-unes sont localisées à certains appareils.

Les unes ayant le triste privilège de multiplier et de répandre au dehors l'agent infectieux, sont dites contagieuses quand ce germe atteint des organismes sains et elles deviennent épidémiques si la contagion s'étend plus ou moins loin.

Je dois forcément ici passer sous silence, ce qui m'entraînerait trop loin, ce qu'il y aurait à dire sur l'origine et la nature des agents infectieux; retenons qu'ils ne naissent pas spontanément, ils proviennent soit de l'homme soit de l'animal, soit du milieu extérieur, du sol si c'est le miasme.

Quelle que soit la provenance ou l'origine des agents infectieux, arrivés dans l'économie humaine ils y pullulent et agissent comme toxiques, d'où un trouble morbide léger, violent ou mortel : heureusement une lutte s'établit entre le poison et le sujet, lutte souvent indécise, souvent profitable au sujet : la victoire reste au plus fort, dit le professeur Bouchard ; il est juste de dire que le médecin aide souvent à faire triompher la bonne cause.

Que se passe-t-il cependant ? On sait que plusieurs germes périssent avant qu'ils aient pu fructifier ; tous les sujets ne leur constituent pas un milieu favorable; à peine les agents pathogènes ont-ils pénétré au sein de nos tissus, qu'ils rencontrent des humeurs capables d'arrêter leur développement, humeurs essentiellement microbicides. Dans les cas heureux les micro-organismes succombent, mais si la vie est sauve, du combat peuvent surgir des conséquences fâcheuses pour l'être humain à délai plus ou moins éloigné : hémorragies, inflammations, néoplasmes, indurations, défaut de résistance des tissus menacés pour l'avenir.

Ces considérations bien brèves devaient être indiquées avant d'arriver à la partie principale de ma tâche : le traitement. Il est bien différent dans les maladies locales et dans les maladies générales.

De même que pour arriver à la connaissance de la maladie, il faut user des moyens que nous ont légués nos devanciers, de même on ne saurait faire fi des ressources thérapeutiques dont ils ont enrichi le domaine médical : Il est telle découverte qui à son époque a fait progresser le diagnostic et du même coup le traitement qui ne saurait être abandonné de nos jours, malgré les autres progrès; l'auscultation a rendu Laennec immortel, elle durera toujours, dans mille ans on s'en servira encore; l'examen microscopique des crachats d'un tuberculeux prouvera la réalité du mal, mais par l'auscultation on limitera l'étendue de ce mal dans le poumon.

On usera toujours aussi de la percussion, on prendra toujours la température du corps humain, on vérifiera toujours les sécrétions ou les excrétions fournies par les malades, ce qui n'empêchera pas concurremment de cultiver les poisons causes des maladies infectieuses combattues à outrance de nos jours et souvent avec un succès encourageant.

On a admis, et l'observation l'a prouvé, que telle maladie infectieuse conférait pour toujours ou pour un temps plus ou moins long, l'immunité à l'organisme qui en avait été imprégné : dans certains pays où une maladie de ce genre règne endémiquement, comme la fièvre jaune sur les côtes du Mexique, si les indigènes même en temps d'épidémie sont le plus souvent épargnés, alors que les nouveaux débarqués contractent le mal, c'est que les premiers avaient eu jadis une atteinte légère ou atténuée laquelle les a rendus inaptes à une nouvelle contagion.

Eh bien! ce qui se passe spontanément dans le corps humain on l'a réalisé scientifiquement : c'est la vaccination dont Jenner à la fin du xviii° siècle a doté l'humanité contre la variole et qui dorénavant appliquée à plusieurs maladies infectieuses amoindrira ou détruira le micro-organisme poison; ce sera l'antidote comme le vaccin est l'antidote de la petite vérole; le mal deviendra le remède du mal; atténué, l'homme en subira moins les effets et en plus l'immunité pourra être obtenue pour l'avenir : c'est une révolution dans la science, révolution non sanglante toute au profit de la race humaine.

Ses effets prodigieux se sont déjà affirmés. L'honneur en revient au génie de Pasteur ; l'œuvre qu'il a créée sera impérissable et conduira son auteur à l'immortalité.

En faisant mieux connaître les maladies microbiennes Pasteur a fait faire un pas immense à la science du diagnostic et comme conséquence à la thérapeutique vraie; de son vivant, il a eu le rare bonheur de jouir de son œuvre et d'être glorifié par ses contemporains. En se recommandant à l'admiration universelle il a eu souci de former des élèves pour le continuer, il y a pleinement réussi; ces derniers sont déjà passés maîtres et je salue chemin faisant un des plus distingués et sûrement le plus populaire, le docteur Roux, dont le nom restera attaché à la découverte du sérum antidiphtérique. Depuis lui, la diphtérie et le croup ne sont plus l'épouvantail des mères.

Ce ne serait pas un hors-d'œuvre si je détaillais ici la méthode du docteur Roux comme aussi les procédés séro-thérapiques contre la tuberculose, voire le cancer ; mais le temps me fait défaut.

J'arrive enfin au traitement des maladies : Rassurez-vous, ce sera seulement des généralités et peu de détails. Dans les maladies qui affectent tout l'être et qui sont dites diathésiques, relevant d'un trouble de la nutrition engendrées par l'hérédité de la scrofule, de l'arthritisme, du rachitisme, il faut, dit le docteur Bouchard, à qui j'emprunte ce qui suit, organiser l'alimentation, créer dès l'enfance des habitudes alimentaires convenables, fixer la quantité des aliments, leur proportion, régler la fréquence des repas et le temps qui convient à chacun ; toutes ces choses ne sont pas toujours faciles à exécuter chez les malades ; tel aurait besoin d'une suralimentation qui ne peut pas accepter par dégoût une ration moyenne pouvant amener une indigestion capable de déprimer encore plus l'organisme ; de là nécessité de restreindre la dose des aliments en se souvenant que rien ne remplace les aliments azotés auxquels pour réaliser une bonne diététique il faut joindre les non azotés, c'est le régime mixte.

Signalons ici l'abus des viandes à notre époque chez les enfants et même chez les adultes ; c'est la grande cause de l'accroissement de la goutte dans la société, le plus fâcheux c'est que le goutteux ne se corrige pas ; quand sa crise douloureuse a passé, de sobre et de tempérant qu'il était devenu pendant qu'elle le faisait crier, il revient à ses habitudes de gourmand. Certains directeurs de prisons ont remarqué que les voleurs goutteux que des méfaits avaient rendus leurs pensionnaires cessaient de souffrir de la goutte grâce à la rigueur du régime pénitentiaire. La prison serait un moyen trop radical pour guérir de la goutte et je ne pense pas qu'aucun goutteux se fasse voleur pour se débarrasser de son mal. Pour parler sérieusement, les goutteux ou les arthritiques devraient devenir végétariens, leurs descendants s'en trouveraient mieux. La scrofule s'amoindrirait dans ses manifestations par un régime mi-partie végétal, mi-partie animal, sans oublier les graisses; l'huile de foie de morue sera toujours le moyen par excellence.

Je laisse les autres diathèses et nombre de maladies générales, mais je ne dois pas passer sous silence la plus désastreuse de toutes en voie de devenir un fléau, vous avez nommé l'alcoolisme.

S'il existe au monde un mal qui ait fait parler de lui, c'est bien l'alcoolisme; les médecins d'abord, puis à l'envi les moralistes, les législateurs, les économistes ont dû s'en occuper pour appeler sur lui l'attention du public dans lequel règnent encore à son endroit des idées erronées; une seulement à indiquer : on entend dire que l'abus de l'alcool est nuisible, rien n'est plus vrai, mais ajoutent certains, les riches : l'alcool de vin, l'alcool pur est inoffensif, la bonne eau-de-vie ne fait jamais de mal si elle coûte vingt francs le litre. Erreur; il est vrai que les alcools non rectifiés renfermant des essences et des bouquets nuisent plus vite, ce sont des poisons associés à d'autres poisons, mais l'alcool éthylique le plus pur est un poison aussi, intoxiquant moins vite, voilà tout.

De nos jours, au point d'en être rebattue la question de l'alcoolisme a été traitée dans les académies, dans les congrès, à la tribune; tout le monde est d'accord, l'alcool est pernicieux et chacun préconise le traitement qui lui semble le meilleur pour en conjurer les effets ou pour les détruire : augmentation des droits sur l'alcool, monopole de sa vente par l'État, rectification, sociétés de tempérance, séquestration des ivrognes, etc. Ces divers moyens ont tous du bon; qu'on les emploie, qu'on y joigne des conférences faites par les médecins, les ministres de la religion, les instituteurs.

Un autre moyen serait peut-être non sans efficacité

comme préventif et comme curatif chez les buveurs encore
pas trop invétérés.

A Sparte, jadis, si on en croit l'histoire, on avait l'ha-
bitude de faire voir aux jeunes citoyens, dont on voulait
faire des hommes, des Ilotes ivres, pensant que ce repous-
sant spectacle les préserverait. Ce moyen réussirait-il en
France ? c'est douteux, mais on pourrait en user.

Malheureusement l'alcoolique, pas plus du reste que le
sot ou le vaniteux ne se corrige.

Une dernière ressource que je n'ai vue consignée nulle
part et que l'on peut proposer : nombre de gens meurent
par le fait de l'alcoolisme, les uns par des maladies de
l'estomac, du foie, des poumons, des reins, les autres par
des atteintes cérébrales, amenant la folie, la démence, la
paralysie générale, le gâtisme, l'abrutissement ; faites
pénétrer dans les hôpitaux ou dans les asiles la jeunesse
que vous voulez prémunir ; la vue de ces misères engendrées par l'alcool ne saurait manquer d'être profitable.
Allez plus loin, faites assister cette même jeunesse à des
autopsies d'alcooliques : en voyant ces cadavres amaigris
et jaunes ou quelquefois gonflés par l'infiltration hydro-
pique, et plus avant ces estomacs et ces intestins réduits,
violacés, corrodés, brûlés, ces foies ratatinés, ces reins
dégénérés, ces poumons congestionnés ou creusés de ca-
vités, ce cœur flasque et distendu, ce cerveau adhérent
à ses enveloppes, ramolli, foudroyé par des hémorragies,
tout ce hideux assemblage des œuvres de l'alcool, il me
semble qu'il en résulterait une impression plus profitable
que tous les discours les mieux sentis.

Je dois à présent vous soumettre de brèves considérations sur le traitement des maladies infectieuses. Aux
études cliniques qu'elles comportent comme les autres il
faut ajouter des connaissances spéciales. C'est de ce besoin
qu'est née la bactériologie ou science des micro-organismes.

Appliquée à propos elle crée un traitement plus rationnel et plus efficace.

Le jour où seront établis un peu partout des laboratoires bactériologiques à la portée de tous les médecins le diagnostic deviendra vite assuré et le traitement en profitera sûrement contre la diphtérie et d'autres affections microbiennes. Faisons des vœux pour que ce désidératum se réalise.

Toutefois le traitement des maladies infectieuses comprend quatre chefs :

1° Empêcher la production des agents infectieux ;

2° Les détruire une fois produits, avant qu'ils aient atteint l'organisme ;

3° En neutraliser les effets dans le corps humain ;

4° En empêcher la propagation.

Comment empêcher la propagation des agents infectieux, septiques, miasmatiques, etc. ? Par l'hygiène qui use de moyens tendant à ce but.

L'hygiène ou art de conserver la santé et de prévenir la maladie est une arme puissante ; le médecin n'a garde de s'en passer et en l'utilisant il fait preuve de savoir et aussi de désintéressement. Si elle réussissait au gré de ses désirs, il restreindrait singulièrement son travail professionnel, mais il ne s'arrête pas à cette considération peu généreuse.

J'ai lu dans un vieux livre que, dans le temps où Jupiter gouvernait le monde, ce dieu eut l'idée de rendre les hommes heureux. Pour cela faire il convoqua sept étoiles et leur donna pour mission de vendre aux humains, l'une l'esprit, la seconde la vertu, les autres la longévité, l'honneur, le plaisir, l'argent ; la septième fut établie marchande de santé. Suivons seulement cette dernière : que mange la santé ? lui demanda-t-on ; que boit-elle ? comment faut-il la traiter ? La santé, répondit l'étoile, mange avec modération, boit de l'eau claire, se couche de bonne heure et se lève avec le soleil. On trouva la réponse peu séduisante. Il vaudrait autant se faire ermite, cria-t-on en chœur. En même temps une classe d'individus se dit : si cette marchande fait fortune, nous sommes ruinés. C'étaient les médecins qui la débarrassèrent de sa boîte et la conduisirent à l'hôpital, où, malgré ses cris, on l'attacha de force dans un lit où on la soumit à un régime débilitant ; par bonheur, elle était immortelle.

Les médecins agissaient ainsi parce qu'ils redoutaient la concurrence. Nous vendons la maladie, et toi tu vends la santé ; nous ne pouvons nous entendre.

Heureusement pour l'étoile, une nuit que son gardien dormait, elle parvint à se détacher et à se sauver ; sa caisse fut enfoncée dans un trou profond.

Aujourd'hui, si pareille aventure arrivait, les médecins, vous n'en doutez pas, s'associeraient à l'étoile marchande de santé.

C'est donc par les mesures hygiéniques qu'on est arrivé et qu'on arrivera sûrement plus tard, quand seront mieux connues les modifications du sol ou de l'air capables d'arrêter ou de favoriser le développement des agents infectieux, à empêcher leur formation.

Ces mesures sont le desséchement des marais, les travaux de canalisation, de drainage, de reboisement, la propreté des maisons et de leurs habitants, etc. Je me contente de mentionner ces moyens préventifs. Souvent le résultat de leur application a été décisif dans maintes circonstances et dans plusieurs localités. C'est ainsi que la peste a disparu de l'Égypte et qu'en France la fièvre paludéenne a notablement diminué.

Mais, malgré les efforts de l'homme ou plutôt quand ils n'ont pas été assez persévérants, se forment et se développent les agents d'infection, que faire ? Il faut savoir que, pour les maladies infectieuses contagieuses, le principe qui pullule dans l'organisme humain peut se transmettre d'un sujet à un autre, tandis que pour d'autres ce principe nocif, rejeté au dehors, y subit des transfor-

mations successives, jusqu'à ce qu'il devienne apte à infecter les sujets exempts jusqu'alors.

Or, c'est à ce moment de la vie du principe infectieux dans le milieu extérieur, fixé qu'il est dans l'air, dans les eaux, sur le sol, dans certaines évacuations capables de le disséminer, c'est alors, dis-je, qu'il faut le détruire si faire se peut. C'est ici que joue son rôle la désinfection; ses moyens sont une haute température; l'ébullition appliquée aux objets de literie détruit les germes ou les spores qui les engendrent; le feu anéantit ce qui n'a pas de valeur; l'usage de l'eau bouillie pour l'alimentation trouve ici son emploi. Enfin c'est par l'usage des désinfectants dans les milieux malsains, sur les vêtements ou dans les déjections qu'on annihilera les éléments nuisibles que recèlent ces milieux, ces vêtements, ces déjections.

Le troisième problème à résoudre, c'est de neutraliser les effets des agents infectieux.

Tout le monde est d'accord dans cette occurrence; on sait de reste que ce sont les organismes altérés, amoindris, débilités, découragés, soumis à l'encombrement ou à la faim, tarés en un mot, qui les premiers subissent les atteintes des maladies infectieuses; les remèdes, quand c'est possible, consistent dans une alimentation réparatrice, une aération convenable, des soins de propreté.

Ces moyens ne devraient être que le complément des principaux, qui réellement préventifs, produisent l'immunité, par les vaccinations et les revaccinations, par les inoculations de virus atténués destinés peut-être un jour à être les grands préservatifs des maux de l'humanité.

En attendant cet heureux moment, les poisons infectieux ont été absorbés, le mal s'est affirmé avec toutes ses menaces et toutes ses incertitudes; là encore trouvera son utilité la méthode des atténuations; on l'a appliquée avec succès contre la rage, la diphtérie; on cherche avec ardeur et ténacité à s'en servir contre d'autres maladies aussi dangereuses que celles-ci.

S'il est indispensable de traiter les maladies infectieuses, à germes internes opérant dans l'intimité de nos
tissus, il faut de toute nécessité combattre l'infection au
niveau des plaies, ou à l'occasion de violences externes
susceptibles de transmettre à l'intérieur des germes pri-
mitivement développés à la surface ; c'est la tâche im-
posée au chirurgien d'empêcher cette propagation ; il la
remplit par les pansements antiseptiques qui réalisent le
grand problème de la propreté ; dans cet ordre de choses,
les progrès sont éclatants et les bénéfices hors de doute.
Je ne veux ici qu'en retenir un seul : c'est que dans le
monde a pénétré l'idée de la propreté, et son utilité.

Depuis quelques années, dans notre ville, ce progrès si
désirable s'est effectué ; il y a encore à Clermont, et il y
aura toujours des logements malsains et infects, par la
faute de leurs habitants, mais dans la classe moyenne de
la société, je ne parle pas de la classe élevée, où les lois
de l'hygiène ne sont pas violées ; dans la classe moyenne
les habitations sont mieux tenues, les allées et les esca-
liers sont plus souvent nettoyés, les alcôves sont moins
sombres ; on a eu le bon esprit d'en supprimer plusieurs,
les lits sont moins réprochables, les linges sont plus souvent blanchis ; plus proprement aussi sont tenus les téguments, on prend davantage de bains ; aussi le médecin,
en pénétrant dans les intérieurs, a son odorat et ses yeux
moins désagréablement impressionnés que jadis.

Enfin, malgré tous les moyens préventifs qui ont été
employés par l'hygiène, malgré l'empressement des médecins et le bon vouloir des pouvoirs administratifs, rien
n'a été empêché, rien n'a été neutralisé ; le mal éclate,
c'est l'épidémie, légère et comme craintive d'abord, puis
violente et funeste par son extension ; il faut l'atténuer
et mettre une barrière à sa propagation.

Les moyens indispensables sont : l'isolement quand c'est
possible, et aussi la dissémination, laquelle, en éparpillant
les germes, fait cesser l'encombrement et ses inconvé-

nients, dont le principal est, par le fait de l'accumulation des malades, d'exalter la virulence de l'agent toxique.

En temps d'épidémie, une alimentation convenable est de rigueur pour accroître la résistance des sujets ; à l'usage des viandes saines il faut joindre celui de vins de bonne qualité. Nous accordons même par grâce, parce qu'on peut s'en passer, une petite quantité d'eau-de-vie, si elle est pure. A l'occasion des épidémies de choléra, il était devenu de mode de boire du rhum, dont certains ont abusé. L'abus suit de près l'usage.

Plusieurs maladies, et spécialement le choléra, ont la propriété de s'étendre hors de leur foyer d'origine et de gagner, en suivant les déplacements humains des pays plus ou moins éloignés : c'est ainsi que le choléra, dont le berceau est aux bouches du Gange, a pu venir chez nous en traversant l'Asie, la Russie, l'Allemagne quelquefois par mer : contre cette marche fatale, il faut empêcher les germes d'aborder les côtes ou les frontières des régions saines ; c'est le but de l'hygiène dite internationale d'où sont résultées des conventions en vertu desquelles telles ou telles nationalités ont cherché à se prémunir contre les épidémies ; de là institution de médecins sanitaires et création de quarantaines et de cordons sanitaires.

Les exemples sont nombreux où on a obtenu de ces mesures des résultats heureux.

En 1890, le choléra sévissait en Espagne : grâce aux moyens pris par le gouvernement français à cette époque, notre pays fut absolument préservé ; le choléra n'entra pas en France. Voici les mesures prises, en quelques mots : postes sanitaires établis sur les frontières de terre et de mer, inspection rigoureuse aux gares de Cerbère et d'Hendaye, des voyageurs et des colis suspects ; étuves à désinfection, lazarets pourvus de médicaments et de solutions antiseptiques, visite du linge ; tout linge souillé porté à l'étuve et désinfecté ; autres postes établis sur les routes carrossables.

Un dernier exemple qui prouve l'utilité de l'isolement. En 1831, la cour impériale de Russie, composée de six mille personnes, quitta Saint-Pétersbourg pour se séquestrer à Peterhof et à Tsarskoé-Sélo et aucun cas de choléra ne se manifesta. On pourrait citer nombre de cas analogues.

J'arrive à la fin de ce trop long exposé ; en résumé, les agents thérapeutiques dont il a été question attaquent ou ont la prétention d'attaquer le mal dans son principe en le détruisant ou en favorisant sa destruction dans les tissus. Par là s'établit une lutte entre le poison et le remède ; quand c'est ce dernier qui triomphe, le poison cesse d'être, mais dans le combat l'organisme subit souvent des avaries ; il faut absolument lui venir en aide au moyen de stimulants appropriés internes ou externes. Ces derniers rentrent dans la catégorie des moyens physiques, la chaleur, les révulsifs, le massage, l'électricité, les bains. Quels que soient les progrès obtenus par les médications spécifiques internes, les agents physiques sont doués de qualités certaines, palpables et souvent plus efficaces que celles des moyens internes ; aussi tendent-elles à prendre une prépondérance de plus en plus marquée. Nous connaissons le microbe de la fièvre typhoïde, mais non encore son antidote, et contre cette maladie nous ne faisons que la médecine du symptôme la moins certaine de toutes. Or dans ces derniers temps a été instituée contre la fièvre typhoïde la pratique de la balnéothérapie. Cette méthode, adoptée généralement, a abaissé la mortalité à 4,71 0/0 à Paris et au-dessous en Allemagne. On a pu dire qu'elle donnait tous les trois ans un régiment à ce dernier pays.

La thérapeutique vraiment digne de ce nom doit donc user de moyens multiples destinés à combattre la maladie dans ses causes et dans ses effets, quelquefois même à prévenir ses ravages quand elle menace de devenir épidémique. Ces moyens font partie de l'arsenal médical. Ils sont appliqués après réflexion et examen approfondis, et le médecin est récompensé de ses soins quand il arrache une victime à la mort. Nous nous imposons un autre devoir, c'est celui de prémunir le public contre ces réclames répandues à profusion dans les journaux, voire sur les murs des maisons, et prônant à l'envi des remèdes merveilleux, presque tous toniques et réparateurs, comme si le sang des Français était absolument celui des anémiques. Nous réussissons auprès du public éclairé, mais combien de gens à cet endroit sont de feu pour le mensonge.

Messieurs, en France, la thérapeutique ne périclitera pas faute de médecins ; le nombre s'en accroît d'année en année : est-ce un mal, sera-ce un bien ? je ne tranche pas la question.

Écoutez ce que dit M. Brouardel, le savant doyen de la Faculté de Paris : « Dans les Facultés de France, le nombre des médecins a doublé depuis dix ans ; il en est de même en Allemagne et en Angleterre. Je suis convaincu, continue-t-il, que la publicité donnée aux conquêtes de la science a fait illusion aux familles. Chaque jour dans le journal elles voient quelles sont les préoccupations qu'inspire la santé des populations ; elles s'imaginent que ceux qui sont chargés de résoudre ces grands problèmes reçoivent une compensation proportionnée. Elles pensent que leurs enfants trouveront dans ce grand mouvement honneur et profit. On les étonnerait si on leur disait que les efforts que nous faisons pour assainir les maisons, enrayer les épidémies, restreignent de plus en plus les champs dans lesquels le médecin faisait une récolte parfois bien maigre. Or dans dix ans le nombre des moissonneurs aura doublé !

» Je ne veux pas prévoir les conséquences au point de vue de la pratique médicale ; mais ce qui est certain, c'est que

si le nombre des médecins double, le nombre des médecins malheureux aura triplé. »

M. Brouardel a sans doute compris dans la proportion
croissante des médecins un nouvel élément. Depuis quelques années, sont reçues dans nos Facultés nombre de
jeunes filles ardentes au travail et infatigables; rempla-
ceront-elles avec avantage le médecin? C'est probable;
elles ont la main plus douce que la nôtre, leur langage
sera sans doute plus persuasif. Pour lutter avec succès
contre cette gracieuse mais redoutable concurrence, nous
devrons nous réformer; il ne devra plus y avoir de médecins bourrus; ils devront rester bienfaisants.

Messieurs, grâce aux efforts de tous, grâce aux travaux
de plusieurs, la médecine fera de nouveaux progrès; dans
un avenir prochain, on aura le droit de proclamer une
science médicale qui marchera de pair avec la physique et
la chimie. Si elle n'atteint pas, comme celles-ci, une certitude mathématique, elle l'emportera sur elles, en pour-
suivant son noble but, celui de sauvegarder le bien le plus
précieux de l'homme, la santé.

Clermont-Ferrand. — Imprimerie Mont-Louis, rue Barbançon, nº 2.

CLERMONT-FERRAND. — TYPOGRAPHIE G. MONT-LOUIS.

www.ingramcontent.com/pod-product-compliance
Lightning Source LLC
Chambersburg PA
CBHW070713210326
41520CB00016B/4318